AF358067

DES

INHUMATIONS PRÉCIPITÉES.

QUARANTAINE DES MORTS.

I.

La question des inhumations précipitées et la recherche d'un signe infaillible de la mort, comme la découverte de la quadrature du cercle ou du mouvement perpétuel, reste en permanence à l'ordre du jour. Cette possibilité d'être exposé, par suite d'une erreur, au supplice que les anciens Romains réservaient aux Vestales coupables, glace le sang dans le cœur des plus braves, et il ne se passe jamais longtemps sans qu'on entende parler de quelque moyen nouveau propre à l'éviter.

Sous ce titre : *Quarantaine des morts*, M. Caccia propose un projet « d'établissements modèles, déjà réalisés en Allemagne, etc., destinés à prévenir les inhumations précipitées, à garantir les mourants contre les conséquences de la mort apparente et à rechercher la vie jusque dans ses dernières manifestations. » Ce titre ne doit pas surprendre de la part d'un auteur qui habite un port de mer, le Havre ; M. Bernard, premier prix de Rome, a fourni les dessins et les plans ; enfin M. L. R..., excellent homme s'il en fût, bien que fort étranger, je crois, aux choses de notre science, s'est chargé de la rédaction du travail, et il s'en est acquitté de manière à en rendre, en somme, la lecture fort intéressante.

Le sujet est sérieux, il est traité sérieusement, mais on peut croire que les auteurs ont voulu, dès leur entrée en matière, prévenir le public qu'ils n'entendaient pas ménager sa sensibilité. Une photographie occupe en partie la couverture du livre : dans une sorte de crypte mystérieuse, où la lumière, qui vient du fond, a le privilége d'éclairer de face des gens et des objets sur le premier plan, un homme vient de sortir de son sépulcre, plus qu'à demi-nu, couvert strictement pour la décence, assis sur le sol manifestement humide, renversé contre sa tombe, de sa main droite il s'appuie à terre, tandis que la gauche, élevée vers la voûte, exprime un sentiment de satisfaction qui ne peut laisser de doute à personne et bien concevable d'ailleurs. En face de lui, une pierre tombale légèrement inclinée sur le côté et qui ne porte que par l'un de ses angles inférieurs, comme si elle cédait à un moment de surprise bien légitime en pareil cas, semble chanceler sur elle-même. Tout autour sont épars des ossements et des instruments de fossoyeur ; seule, une tête de mort dans un coin sur le premier plan, les yeux fixés en avant du tableau, paraît, dédain ou ignorance de ce qui se passe, rester étrangère à la scène et protester contre l'étonnement général.

Vient ensuite le projet architectural de la *Quarantaine des morts*.

« Cet édifice serait construit sur un terrain élevé à une distance suffisante de Paris ou de toute autre grande ville de la France ou de l'étranger. Il serait de forme circulaire, ses galeries seraient divisées de manière à donner un nombre de chambres en rapport avec le chiffre des décès, pour laisser une vague et suprême espérance aux familles. Le choix et la beauté du site, l'ornementation des accès et de l'intérieur ne sauraient avoir rien qui puisse froisser les convenances ; les chambres mortuaires, disposées de façon à éloigner également pour celui qui reviendrait à la vie l'effroi du linceul et des préparatifs qui suivent la déclaration des décès, offriraient des conditions de température, d'aération, de ventilation particulièrement favorables, en même temps qu'une vigilance de tous les instants permettrait de saisir chez les sujets qui y reposeraient les plus faibles symptômes d'une existence non encore éteinte.

« Dans la partie de l'édifice désignée sous le nom d'*institut* se trouveraient tous les appareils de chimie ou de physique propres à ramener la chaleur et la sensibilité chez les personnes dont les corps résisteraient après un temps normal aux signes de la décomposition. Ces moyens seraient mis en action par des praticiens exercés, et l'*institut* de la *Quarantaine des morts* deviendrait une savante école dans laquelle seraient étudiés les indices certains et *encore inconnus* de la mort. De vastes jardins, des massifs d'arbustes, de grands arbres, des jets d'eau interrompant la rigidité des lignes architecturales, éloigneraient pour les visiteurs le but des chambres mortuaires en même temps qu'ils contribueraient à l'assainissement de l'air dont la purification serait obtenue par la combustion de matières aromatiques. »

Cet établissement mortuaire, auquel il ne faudrait, on le voit, changer que très-peu de choses pour en faire une villa fort agréable à l'usage des vivants, est agrémenté en avant de deux colonnes supportant des statues assez semblables à la colonne d'Adrien à Rome et au milieu, d'une statue équestre dans le genre de celle de Henri IV sur le Pont-Neuf.

II.

Ce travail est conçu dans des intentions excellentes ; les auteurs, mus par un louable sentiment, ont apporté dans leurs recherches une loyauté et un talent incontestables ; mais, cela posé, il faut vérifier la valeur des documents sur lesquels ils se sont appuyés : ces documents sont fournis par des médecins.

De nos jours, en France, le danger des inhumations précipitées est-il aussi imminent qu'on paraît le craindre ? voilà ce qu'il s'agit de rechercher.

On rapporte un grand nombre d'exemples d'inhumations précipitées, mais ils viennent de loin, remontent à une époque ancienne, et je ne sache point qu'il y en ait beaucoup qui aient subi un contrôle scientifique vraiment capable d'en garantir l'authenticité. Je ne nie pas que des individus vivants aient été pris pour morts et traités comme tels, mais là n'est pas la question. Pas plus qu'ailleurs, ici, l'on ne doit rendre la science et la raison responsables des fautes de l'ignorance et de l'imprudence, et si des gens étrangers à la médecine ont pu prendre vis-à-vis d'un cadavre une détermination qu'il n'appartient de prendre qu'à des médecins, ce n'est pas la science qu'il faut accuser des malheurs qui en sont résultés ; ce n'est pas une raison pour déclarer la science insuffisante, comme on ne le fait que trop souvent dans des ouvrages du genre de celui que j'examine.

M. Devergie cite deux faits qui se sont présentés à Lyon, de 1830 à 1833. Dans l'un, il s'agit d'un jeune soldat malade, à l'hôpital, qui est enlevé de son lit et transporté à la salle des morts, où, Dieu merci, il se réveille quelques heures après. Dans l'autre, c'est une femme en couches, qui, fuyant l'hôpital envahi par une épidémie, vint chercher un asile à la Salpêtrière ; tombée deux fois en syncope dans ce trajet, elle éprouva le même accident à son arrivée, regardée comme morte par les sœurs, elle resta pendant deux heures exposée à un froid rigoureux et fut ensuite transportée à la salle des morts ; quelque temps après, un élève ayant entendu des gémissements et des cris, vint tout effrayé avertir Louis, qui eut la douleur de trouver cette femme réellement morte et d'acquérir en même temps la certitude qu'elle avait fait des efforts pour sortir de son linceul, car elle avait une jambe par terre hors du brancart et un bras appuyé sur la barre du tréteau d'une table à dissection à côté de laquelle elle avait été placée. Il paraît enfin qu'un grand personnage de nos jours a failli, il y a une soixantaine d'années, être victime d'une erreur de ce genre, et qu'il en parlait dernièrement au Sénat avec une émotion toute vive encore.

Mais, dans ces drames, sur qui retombe la responsabilité des malheurs arrivés, quels sont les auteurs? des garçons de salle, des religieuses, des paysans.

M. R... donne aussi deux exemples ; ils se sont passés à la campagne. A Neufchâtel (Seine-Inférieure), on descendait un cercueil d'une soupente : l'échelle casse, tout s'écroule pêle-mêle, le cercueil se brise, dans sa chute le mort roule à terre, la secousse le réveille, et une heure après on le voyait boire avec ceux qui s'étaient chargés de le mettre en terre. Ailleurs c'est une flammèche qui tombe du flambeau de veille sur un prétendu mort, la brûlure le réveille, etc., etc.

A supposer que tout cela fût exact, encore faudrait-il être renseigné sur le caractère de ceux qui avaient reconnu la mort, sur l'espace de temps écoulé entre l'heure présumée du décès et le moment de l'inhumation, etc., etc.

Après les grandes batailles, en temps d'épidémies, enfin dans ces amples moissons de vies humaines, quand il y a plus de presse d'enfouir sous la terre les restes de ceux dont la présence est gênante ou dangereuse que de rechercher s'il n'y reste pas quelque lueur d'existence, il est à craindre que l'erreur ne fasse bien des victimes ; mais ici, c'est à la précipitation avec laquelle on est forcé d'agir qu'il faut s'en prendre. Ce sont des anomalies qui naissent fatalement dans une situation anormale. Fût-on cent fois mieux éclairé sur les signes de la mort, que les dangers ne seraient pas moindres.

J'ai assisté quelquefois, dans des conditions moins émouvantes, à ce spectacle d'un ressuscité surgissant tout à coup d'un monceau de cadavres. A la fourrière, il y a journellement de grandes hécatombes de chiens. Par séries de vingt à trente, on les pend, on les étrangle, puis on les remplace par d'autres. Chez tous la mort paraît certaine au bout de vingt minutes, et on les jette les uns sur les autres pour les porter de là dans le tombereau qui doit les enlever. Eh bien, il n'est pas rare, dans le nombre, que quelques-uns lèvent la tête et se raniment si bien, que, profitant de la sécurité où l'on est sur leur compte, on en a vu s'échapper de cet endroit si dangereux. Mais, pour en revenir à notre sujet, ces animaux ne passaient pour morts que parce qu'ils se trouvaient parmi d'autres mis comme eux, et en même temps qu'eux, en cas de mort. On ne s'était livré à leur égard à aucune constatation. Ce n'est donc pas l'insuffisance des signes de la mort que l'on pourrait accuser en pareil cas.

Il ne serait pas impossible que certains états comateux très-prononcés qui succèdent à des convulsions, particulièrement à l'épilepsie et à l'éclampsie, eussent donné lieu à de terribles erreurs. Une jeune femme, au terme de sa grossesse, eut des attaques convulsives d'une violence extraordinaire qui se succédèrent sans relâche pendant soixante heures. Puis elle tomba dans un coma profond, le corps était froid, immobile, insensible, mou et flasque, les pupilles fixes, la peau se marbra de larges taches d'un rouge foncé comme sur un cadavre, de sorte qu'au premier aspect elle présentait vraiment toutes les apparences de la mort ; ses voisines pensaient que tout était fini, et je ne doute pas qu'on eût procédé à son enterrement en toute sécurité de conscience ; mais à l'auscultation, il n'y avait pas à s'y tromper et effectivement elle est revenue à elle et s'est par la suite parfaitement rétablie, chose rare pour une éclamptique.

En 1865 j'eus à constater le décès d'un enfant nouveau-né, rue du Cherche-Midi, 76. Quand j'arrivai, quatre heures au moins après l'accouchement, le corps déposé sous une fontaine, dans un coin humide et sombre, était enveloppé dans des linges tout froids et tout maculés de sang et d'excréments, où on l'avait reçu à sa venue au monde. Les choses enfin avaient été faites avec un tel sans-gêne qu'on ne s'y fût pas pris autrement s'il avait été décidé d'avance que cet enfant ne devait pas vivre. Je fis apporter le corps près d'une fenêtre, sur une table, pour l'examiner ; il était froid, immobile et d'un rouge foncé. Ce n'est pas sans surprise que je vis après quelques minutes de légères rides se dessiner sur les joues, les lèvres et le cou ; les narines tout aplaties se soulevèrent, puis la poitrine ; des battements apparurent au cœur, et enfin, après quelques mouvements respiratoires de plus en plus accentués, l'enfant affirma sa vie par un cri sonore. Je vois encore, à ce cri, la mère se dressant sur son lit comme si elle eût été mue par un ressort, et son mari se précipitant vers moi comme s'il eût craint d'être la dupe d'une mauvaise plaisanterie. Je ne sais ce que l'on avait pensé à la mort de ce petit malheureux, mais, à coup sûr, sa résurrection n'était pas la cause d'une allégresse exagérée.

Ce qu'il faudrait pour motiver le projet de M. Caccia, c'est un exemple d'une personne qui serait revenue à elle après que son décès eût été bien et dûment constaté avant l'inhumation, comme il doit l'être selon la législation actuelle, et je suis fermement convaincu que cet exemple est encore à venir.

III.

Il semblerait, à la manière dont le public, en général, pose la question, qu'il est toujours urgent de déterminer l'heure exacte, l'instant précis où l'individu cesse de faire partie du nombre des vivants. De là cette nécessité d'un signe immédiat de la mort. En réalité, rien de moins utile, au point de vue, du moins, des inhumations. La sécurité procède de l'ordre même des choses. En effet, la loi française n'autorise d'abord l'inhumation que vingt-quatre heures après la déclaration du décès à la mairie ; mais, comme cette déclaration n'a presque jamais lieu que plusieurs heures après la mort, dans le plus grand nombre des cas il s'est écoulé au moins trente heures avant la levée du corps. Voici le texte de la loi :

« Aucune inhumation ne peut avoir lieu sans une autorisation de l'officier de l'état civil, laquelle n'est donnée que vingt-quatre heures après le décès, et lorsque la mort a été constatée (Code civil, art. 77).

« Le délai de vingt-quatre heures, prescrit par l'art. 77 du Code civil ne commence à courir qu'à dater de la déclaration du décès faite à la mairie (arrêté du préfet de la Seine du 21 vendémiaire an IX). »

Le médecin constate le décès ; mais la loi, prévoyante jusqu'à la dernière limite, ne subordonne pas seulement l'heure de l'inhumation à son examen, elle exige encore un délai, à la fin duquel les signes physiques et chimiques de la mort sont devenus palpables pour tout le monde.

Maintenant, au bout de combien de temps la putréfaction se déclare-t-elle? J'avoue que je ne sais pas comment des auteurs aussi éminents que Louis et Orfila ont pu dire qu'elle met quelquefois plus de vingt-quatre heures. Ou bien exigera-t-on, pour être sûr de la mort, que le corps soit verdi des pieds à la tête? Sans aller aussi loin, cite-t-on un seul cas rapporté par un homme autorisé, où un individu soit revenu à la vie quand, avec de la roideur dans les membres, on trouve une coloration violacée des extrémités, et cela se rencontre quelquefois moins d'une heure après la mort, ou à plus forte raison quand le dos, les fesses, les épaules présentent la coloration violacée de l'hypostase avec ces aplatissements, ces plicatures de la peau sur lesquels Blumenbach a insisté avec tant de raison?

Le délai légal offre donc un gage absolu de sécurité, on peut d'ailleurs encore retarder l'heure de l'inhumation jusqu'à ce que la décomposition soit évidente.

Quand un individu succombe à une maladie naturelle, pour ceux qui l'entourent, l'exhalation du dernier soupir n'est en quelque sorte que le dernier mot d'un drame dont les péripéties se sont déliées logiquement d'un bout à l'autre, la mort ne fait de doute pour personne, la visite du vérificateur des décès est alors plutôt une formalité administrative qu'autre chose; dans les cas de mort subite ou accidentelle, il y a de rigueur une enquête judiciaire. L'erreur est enfin de toute manière impossible.

Tant de preuves de sollicitude ne sont pourtant que bien illusoires aux yeux de M. R..... « Une loi d'application générale, dit cet écrivain, si bien étudiée qu'elle soit, ne peut être qu'un palliatif très-insuffisant en présence de l'extrême variabilité des cas de mort et la visite d'un médecin spécial, depuis longtemps exigée à Paris, et qui, commencée seulement à être pratiquée en province, est un contrôle trop rapide, *trop incertain*, pour qu'on puisse admettre qu'aucun des cas de léthargie, plus fréquents peut-être qu'on ne le suppose, n'échappe à cette inspection réglementaire. D'ailleurs les conditions légales sont entachées ici d'une imprévoyance forcée se rattachant aux particularités capricieuses et encore inexpliquées qui accompagnent la mort ou plutôt la constatation de la mort. Ainsi le temps exigé par la loi, avant qu'il soit procédé à l'inhumation d'un cadavre dont la décomposition est presque immédiate, peut devenir un danger pour l'hygiène publique, tandis que ce même laps de temps est manifestement insuffisant lorsqu'il s'agit de confier à la terre le corps d'une personne déclarée morte, mais qui ne présente encore aucune trace de décomposition. Nous trouverons trop d'occasions de justifier ce qui précède, nous n'aurons que le triste embarras du choix dans nos preuves. » Après cela, je ne serais pas étonné que les habitants du Havre, auprès de qui le livre de M. R..... a eu un grand succès, considérassent Paris comme un endroit où on lance contre les gens un mandat d'inhumation avec autant de facilité qu'on leur délivre une correspondance d'omnibus ou un billet de garde.

IV.

C'est surtout à propos des histoires d'inhumations précipitées que l'esprit humain se montre toujours prêt à saisir et à publier ce qui peut être une cause d'alarme. Les journaux, les recueils rapportent presque chaque jour des exemples d'individus qui sont depuis plusieurs jours dans un état de léthargie ou de mort apparente dont rien ne fait prévoir le terme ; dans le public, chacun se demande avec effroi, autant par crainte pour soi-même d'un pareil sort que par sympathie pour le sujet en question, quelle sera ou a été l'issue de cette terrible épreuve, mais ces mêmes journaux ne la font jamais connaître.

«*La Gironde*, journal de Bordeaux, rapporte un fait qui s'est passé à Rauzan il y a quelques mois à peine. « Le 9 février, on déclare à la mairie le décès d'une femme de 49 ans qui, à la suite d'une maladie nerveuse, ne donnait plus signe de vie depuis cinq heures du matin. Le 13, le corps n'avait pas encore la rigidité cadavérique, les articulations jouaient facilement, les joues ont conservé leur souplesse, les lèvres sont pâles, non livides, la région gastrique a encore une certaine chaleur. On attend avec anxiété.

« Que les personnes chargées de mettre les morts au suaire trouvent dans ce fait une grave leçon ! »

Quelle leçon y a-t-il à tirer de là ? On attend, c'est ce qu'il y a de mieux à faire, mais, avant d'alarmer l'opinion publique, on aurait mieux fait de compléter les renseignements et de savoir en définitive à quoi s'en tenir.

« Je renvoie les incrédules aux ouvrages de la nature, dit le Dr Deschamps. Guidés par l'observation et sans avoir l'esprit prévenu, *ils ne tarderont pas à tomber sur quelque mort douteux*, qui les fera eux-mêmes trembler sur le danger des enterrements précipités.» Je ne m'explique pas, en vérité, qu'on puisse avancer de pareilles choses sans s'appuyer sur un nombre quelconque de faits authentiques.

Ce qui inspire une terreur horrible, c'est d'être pris pour mort alors qu'on ne serait qu'en léthargie. « Lequel, dit M. Josat, apportera le mot de cette douloureuse énigme : ici la mort, ici la léthargie ? » La réponse est bien simple : celui qui apportera le mot de l'énigme, c'est le premier médecin venu, en jouissance de ses facultés.

V.

L'amour du merveilleux est si puissant dans cet ordre de choses, que le fait le plus vulgaire, pour peu qu'il s'y prête, court le risque de passer pour un miracle. Ainsi, j'eus occasion, il y a quelques années, de donner des soins à une femme qui s'était asphyxiée volontairement; son état était très-grave, il fallut une lutte soutenue de plusieurs jours pour la rappeler à elle; enfin, elle revint, non à la vie, qui ne l'avait jamais quittée, mais à la santé. Ce n'est là assurément qu'un fait médical très-ordinaire. Eh bien, j'ai eu la satisfaction très-inattendue de le voir figurer dans une liste de résurrections, dans le livre de M. R... Il est vrai que l'auteur, après l'avoir mentionné, se demande si, dans les efforts que j'ai faits pour sauver cette femme, je n'ai pas obéi plutôt à un besoin de physiologiste expérimentateur, qu'à un sentiment de charité, comme si quelqu'un ici-bas avait le droit de scruter les intentions d'autrui et d'en chercher le fond, quand elles se traduisent par une bonne action.

VI.

On est étonné de voir des médecins de nos jours faire appel à la doctrine et aux préceptes des auteurs des temps passés, comme si la science n'avait pas fait des progrès, comme si nos moyens d'investigation n'avaient pas, dans ces derniers temps, jeté une vive clarté sur beaucoup de points, qui, au temps jadis, restaient forcément obscurs. Ainsi on vient nous dire que Winslow a vu revenir à la vie des gens chez qui le pouls avait cessé de battre, que Bruhier a pu rassembler cent quatre-vingt-un faits d'inhumations précipitées. Mais qu'est-ce que cela prouve relativement à ce qui se passe maintenant ? Quelle connaissance exacte pouvait-on avoir de l'état du pouls, quelle conséquence absolue pouvait-on en tirer du temps de Winslow, qui vivait en 1700, c'est-à-dire un siècle avant Laënnec et la découverte de l'auscultation. Winslow se bornait à tâter le pouls; aujourd'hui on écoute le cœur, quel que soit l'état du pouls, tant qu'il y a des battements au cœur on est sûr de la vie, quand ces battements ont cessé pendant une demi-minute, on est convaincu de la mort, après une minute on en est certain. Les battements, si faibles qu'ils soient, sont toujours saisissables à l'oreille d'un médecin, tant que la vie est possible, dès qu'ils ne le sont plus, la mort est certaine. Ce sont là des choses que chacun sait.

« Si l'on parvenait, dit M. Josat, à découvrir, par la présence d'un seul signe, l'intervalle où la mort se substitue certainement et manifestement à la vie, on aurait résolu le problème qui semble avoir préoccupé les philosophes de tous les temps et de tous les pays. »

Je cherche en quoi serait utile, au point de vue des inhumations, ce signe si demandé. Pour les médecins, il serait superflu, et pour les gens du monde, il serait une cause sans fin d'erreurs, parce que pour être capable de donner à un phénomène physiologique la valeur qu'il comporte, il faut avant tout savoir l'observer ; ce qui n'appartient pas au premier venu. Ainsi, après la cessation des battements du cœur, il n'y a pas plus à compter sur le rappel à la vie que sur le retour du mouvement dans une horloge dont le grand ressort est brisé, mais encore, cette immobilité du cœur, faut-il être en état la reconnaître.

Buffon a dit : « Entre la vie et la mort il n'y a souvent qu'une nuance si faible, qu'on ne peut l'apercevoir même avec toutes les lumières de l'art de la médecine, de l'observation la plus attentive. » Mais Buffon, comme Winslow a ignoré l'auscultation, et aujourd'hui il ne parlerait plus ainsi.

« Interrogez les traditions, dit M. L. R.; demandez aux Égyptiens, qui ont porté si loin le respect pour la vie humaine, un renseignement sérieux sur les caractères de la cessation de la vie, vous le chercherez en vain. » Ceci est parfaitement vrai, mais aussi ce n'est pas aux savants des siècles des Pharaons, si respectables qu'ils soient, que je vais demander des renseignements sur l'état des sciences au XIXᵉ siècle.

De même, il est un phénomène auquel le public se rattache avec toute l'ardeur d'une confiance absolue, c'est la chaleur du corps. Il n'est personne qui n'ait entendu dire, de manière à laisser entrevoir quelque doute sur la réalité de la mort, qu'on avait enseveli un corps qui était encore chaud.

Je fus appelé, il y a quelques années, à constater le décès d'une dame dans la maison du prince de Br... Je m'y rendis à trois heures. Le lendemain, vers midi, un domestique accourait tout effaré chez moi, disant qu'on venait de s'apercevoir que cette dame n'était pas morte, au moment où on allait la mettre dans sa bière. Je me hâtai, comme on peut le penser. A l'hôtel, tout le monde était en émoi ; à la porte, il y avait un rassemblement : on disait qu'une femme reconnue pour morte par le *médecin des morts* venait de revenir à elle, et les commentaires ne manquaient pas. Plusieurs durent s'en aller convain-

cus de la vérité du fait. Je trouvai le cadavre dans un état de putréfaction déjà avancée. Tout ce qui avait donné lieu à la méprise, c'était
un peu de chaleur qu'une servante avait rencontrée à la région épigastrique, et l'on n'avait pas su reconnaître les autres signes de la
mort qui auraient indiqué que ce restant de chaleur était au con-
traire un signe de la décomposition des liquides dans l'estomac. Je
démontrai la certitude de la mort, on procéda à l'inhumation;
mais l'impression première d'une résurrection n'en subsista pas
moins dans certains esprits, car une quinzaine de jours après,
dans une maison fort éloignée de l'hôtel du prince de Br..., on
parla devant moi de ce fait comme d'un exemple des dangers des
inhumations précipitées, sans savoir quel rôle j'y avais eu, et je n'o-
serais pas dire qu'on me crût absolument sincère quand je vins
affirmer qu'il n'y avait eu là qu'une grossière erreur. Ici se retrouve,
comme ailleurs, le péril de l'interprétation des détails par des personnes étrangères à la sience; pourtant, combien de ces cas d'inhumations précipitées dont on parle, une fois dégagées de leurs exagé-
rations, rentreraient dans le même cadre que celui-ci!

Au mois de novembre 1868, on venait me prévenir, à six heures du
soir, qu'une personne dont j'avais constaté le décès, à une heure, n'é-
tait pas morte; c'était une religieuse du couvent des Ursulines, rue
Monsieur, 10. J'avais examiné le corps avec le plus grand soin.

J'étais sûr de mon fait; néanmoins je courus au couvent avec l'em-
pressement et l'émotion d'un homme qui sait que les choses dont on
a dit qu'elles n'arrivent jamais viennent trop souvent vous donner
un démenti.

La supérieure me dit que les personnes chargées de l'ensevelissement avaient été frappées de trouver encore le corps très-chaud à la
région du cœur. De nouveau j'examinai le corps : il y avait en effet
dans la région épigastrique une grande élévation de température,
mais le ventre était ballonné et sonore, il suffisait de la moindre
pression pour faire échapper du liquide verdâtre et écumeux par la
bouche et par les narines, les cornées étaient molles et flasques, une
odeur cadavérique très-prononcée se répandait au loin, etc., etc.

Dans ce fait encore, il n'y avait jamais eu lieu d'avoir l'ombre d'un
doute sur la mort, et cependant le bruit d'une résurrection courait
déjà dans tout le voisinage avec la rapidité habituelle aux fausses
nouvelles.

Il est un signe connu depuis longtemps, auquel j'attache, quant à
moi, la plus grande importance, c'est l'affaissement de la cornée. Je
l'ai étudié avec soin. Cette membrane conserve toute sa fermeté jusqu'au dernier moment de la vie, mais à peine quelques instants se
sont-ils écoulés depuis la mort, qu'elle se laisse déprimer sous le
doigt, de façon à venir faire une sorte de pli entre les bords des pau-
pières. J'ai suivi ce phénomène, non-seulement chez l'homme mou-

rant, mais encore chez les animaux; chez 30 chiens que l'on pendit un jour à la fourrière devant moi, j'ai examiné la cornée quelques instants avant la mort et quelques instants après, et le phénomène était en quelque sorte palpable; chez une femme qui venait de se pendre et auprès de laquelle je fus appelé quelques minutes à peine après sa mort, il l'était de même; il l'était encore chez une autre femme qui s'est étranglée avec une corde passée autour du cou et tirée par ses deux mains. Mais, malgré cela, oserait-on le donner comme infaillible quand on sait qu'il fait défaut quelquefois chez certains sujets préparés en quelque sorte pour la mort depuis longtemps par une maladie incurable et épuisante : ainsi, j'ai vu dernièrement une femme de 68 ans, morte d'une maladie du cœur, qui datait de plusieurs années et chez laquelle les cornées, huit heures après la mort, s'étaient conservées aussi fermes et aussi indépressibles que pendant la vie.

Tous les signes de la mort en sont là : les plus solides manquent à leur heure, et je suis convaincu qu'il n'est aucun médecin qui consentît à affirmer le décès d'un individu et à autoriser son inhumation d'après un seul d'entre eux. C'est l'ensemble qui juge ici la question, et cet ensemble, qui est apprécié sûrement par les médecins, ne peut l'être que par eux. « La mort, dit avec raison M. Bouchut, impose à ceux qu'elle frappe un aspect particulier, que l'homme à qui les études ont donné l'habitude des cadavres ne confondra jamais avec un autre. »

VII.

La léthargie, la mort apparente, n'existent je crois que pour le public. Aux yeux du médecin, la vie, tant qu'elle n'est pas éteinte, se manifeste toujours par quelque indice qui ne peut pas échapper à son attention. Physiologiquement, est-il croyable qu'un individu puisse subsister pendant vingt-quatre heures, comme on l'a dit, dans cette condition d'abaissement général des fonctions que suppose l'état de mort apparente? La vie, si bas qu'elle soit tombée, n'a-t-elle pas toujours ses exigences? Ce qui n'est pas douteux, c'est que si un homme, par une circonstance quelconque, tombait dans ce qu'on appelle l'état de mort apparente, il ne mettrait pas vingt-quatre heures à passer de l'apparence à la réalité.

On dit encore que des individus déposés dans le tombeau, en léthargie se sont réveillés, et qu'on a trouvé leur corps dans une posture qui ne permettait pas de douter des efforts qu'ils auraient faits pour se délivrer. J'ai dit que je croyais peu à la léthargie se maintenant pendant vingt-quatre heures; mais ce à quoi je crois bien moins encore, c'est à la possibilité du retour à la vie chez un léthargique enterré, ou seulement enfermé dans sa bière. En effet, entre ces planches qui le pressent sur lui-même, l'individu peut être considéré comme réduit aux conditions les plus sévères de l'air confiné. Or, de toutes les expériences qui ont été faites sur la respiration, il n'en est aucune qui permette de croire qu'un être vivant transporté en état de mort apparente dans un milieu d'air confiné puisse s'y réveiller.

Envisagée d'ailleurs à un autre point de vue, la chose est encore tout aussi impossible. On vous dit que le sujet, en se réveillant dans sa bière, a plié les genoux et défoncé cette bière, qu'il a porté les mains à sa tête, qu'il s'est déchiré la face, arraché les cheveux ; on dit même que quelques-uns avaient conservé dans leurs traits une contraction convulsive qui indiquait assez quelles avaient été les horribles souffrances de ces instants de désespoir qui avaient précédé la mort réelle. Mais ces contractions des membres, ces mouvements ne sont-ils pas impossibles dans cette demeure exiguë qui vous serre de toutes parts, et cette mention des convulsions de la face se maintenant après la mort n'indique-t-elle pas suffisamment que ceux qui ont rapporté de tels faits n'étaient pas sérieux ?

VIII.

Si l'on veut admettre la véracité de quelques-unes de ces histoires de fossoyeurs du temps passé, il faut être certain que, de nos jours, avec les lois qui régissent les inhumations, elles sont impossibles. M. Cl. Bernard a montré qu'un animal qui tombait asphyxié dans un milieu dont il avait vicié l'air par sa respiration, pouvait résister à l'action délétère de ce milieu plus longtemps avant de mourir qu'un animal qu'on y plongeait en plein état de santé ; mais on n'a jamais vu qu'un animal mourant revînt à lui quand on le portait dans un milieu asphyxiant. Le retour à la vie n'a lieu qu'à la condition d'une large exposition au contact de l'air. Cela tient vraisemblablement à ce que l'air, chez un asphyxié, avant de pénétrer dans ses poumons, pour fournir à l'hématose, agit à titre d'excitant sur diverses parties de la face, de manière à y préparer les premières manifestations du mouvement respiratoire. Il y a là une série d'actions réflexes dont on ne saurait méconnaître la portée. Ainsi, chez un chien en état de mort apparente, qui revient à la vie, suivez attentivement le développement des phénomènes ; ce n'est jamais à la poitrine ou dans le cœur qu'ils se manifestent en premier, mais à la face ; avant que sa poitrine se soit soulevée dans un moment d'aspiration, que le cœur ait rendu de la puissance à ses battement, on voit la langue qui est pendante entre les mâchoires s'agiter de mouvements ondulatoires et fibrillaires, aux lèvres et aux narines, il en sera de même, le plus souvent. Souvent le retour de l'activité générale se manifestera en premier par une légère agitation des poils

de la moustache. Bien plus, quand l'animal vient de mourir, si on le
retire subitement du milieu asphyxiant, ou de l'eau où on l'a sub-
mergé, malgré l'immobilité absolue du cœur et de la poitrine, on voit
encore très-souvent de ces mouvements, dont je viens de parler, ap-
paraître inopinément sous le contact de l'air. Ce qui est vrai, je le ré-
pète, c'est que si le malheur voulait qu'un individu eût encore quelque
peu de vie au moment où on le met dans une bière, par le fait du
manque d'air, non-seulement il ne se réveillerait pas, mais il ne tar-
derait pas à mourir définitivement.

IX.

Il en est de même de ces exemples de retour à la vie après une
submersion de longue durée. J'ai fait beaucoup d'expériences et de
recherches sur des animaux noyés, et je suis convaincu que le cas le
plus heureux pour un individu qui se noie est celui où il tombe en
syncope presque immédiatement, parce que, autrement, s'il lutte,
dans les efforts de respiration qu'il fait, l'eau pénètre dans les voies
respiratoires, y brise les cellules pulmonaires, envahit le tissu de ces
organes, et finalement détermine des dégâts et des lésions irrémédia-
bles. Ces lésions, que j'ai reconnues chez les animaux en experiences,
se sont présentées identiquement les mêmes chez des individus noyés
que j'ai ouverts à la Morgue. Il faut bien remarquer que je ne parle
ici que des noyés tombés dans l'état de mort apparente au moment
où on les retire de l'eau. Un des professeurs les plus éminents de la
Faculté de médecine, grand amateur d'occupations fluviales, pêche, ca-
notage, natation, etc., me disait que, dans sa longue carrière d'homme
de rivière, sur un grand nombre de noyés qu'il avait eu occasion
de voir, toujours ceux qui avaient les téguments rouges ou violacés
étaient dans une position plus dangereuse que les autres, que ceux qui
étaient pâles ; les noyés rouges sont ceux chez qui l'eau envahissant
les poumons dans leur substance même, a refoulé au loin presque tout
le sang qu'ils devaient contenir. Les noyés qui reviennent le moins dif-
ficilement à la vie sont donc ceux qui, de prime-abord, ont perdu connaissance et sont restés immobiles et inertes sous l'eau ; mais maintenant, à combien de temps la durée de cet évanouissement se limite-t-il
pour ne pas devenir mortel ? Calino prétend qu'il est resté six jours
sous l'eau ; il est vrai que, pour faire une concession aux incrédules,
il avoue cette circonstance importante qu'il était ivre en y tombant.
Sans aller aussi loin, un habitant du Havre m'affirmait qu'on a sauvé
un noyé après trente-cinq minutes de submersion dans le port. Enfin,
M. Alexandre Dumas a dernièrement, dans le *Moniteur*, rapporté
le fait d'un enfant qui, à Lisieux, est revenu à lui après quinze minutes d'immersion. Comme notre très-honorable confrère M. Labor-

dette était cité ici par M. Alexandre Dumas, j'ai écrit à M. le Dr Labordette pour m'éclairer sur cet événement difficile à accepter selon moi. M. Labordette a eu l'obligeance de me répondre de la manière la plus gracieuse, et, dorénavant, il sera acquis pour moi qu'un enfant a pu rester sous l'eau un quart d'heure sans périr. Toutefois, en me souvenant de deux enfants tombés dans l'eau, que j'ai vus mourir presque de suite, je ne puis oublier que les personnes que se sont empressées auprès de cet enfant de Lisieux ont trouvé, avec raison, des choses plus importantes à faire que de mettre la montre à la main, et, qu'en pareil cas, l'anxiété doit jouer sur le temps, pour ceux qui attendent, le rôle d'une lentille de la plus grande puissance. Enfin, il y a, dans l'histoire de cet enfant, une circonstance que je ne m'explique pas : il y est dit que l'une de ses mains sortait de l'eau entre des nénuphars ; j'avoue, dis-je, que je ne comprends pas comment la main d'un individu évanoui depuis dix minutes, même celle d'un enfant, peut se tenir en l'air, soutenue par un nénuphar.

J'ai rapporté plus haut le fait d'un enfant qui était resté pendant plusieurs heures dans l'état de mort apparente dans les conditions les plus nécessairement mortelles pour un enfant, et qui cependant est revenu à la vie au simple contact de l'air. Il pourra donc paraître étrange que je m'émerveille de ce qu'un enfant, qui n'était resté qu'un quart d'heure sous l'eau, se soit rétabli également. Mais les expériences de MM. Milne Edwards et Claude Bernard nous ont suffisamment montré quelle est, relativement au degré de résistance que présentent les animaux contre les causes de mort de ce genre, la supériorité des nouveau-nés qui n'ont pas encore respiré. Ne sait-on pas, en effet, que des petits chiens venus au monde dans un bain d'eau tiède y ont vécu indéfiniment. La contradiction entre ces deux faits est donc en somme purement apparente.

<h2 style="text-align:center">X.</h2>

Le sujet prête à la forme élégiaque, et il n'est pas extraordinaire que beaucoup d'écrivains étrangers à notre profession l'aient trouvé commode pour se mettre en accord sympathique avec les cœurs sensibles. Mais que des médecins, abandonnant les strictes voies de l'observation et les données de l'expérience, se soient laissés aller à des rêveries d'autant plus dangereuses que le public doit les prendre au sérieux, c'est ce qu'il est difficile de concevoir. C'est ainsi pourtant que le Dr Josat s'écrie : « Dès que les signes extérieurs de la vie n'existent plus, que la pâleur, la flaccidité, l'insensibilité absolue s'y joignent, nous réputons mortes les personnes qui nous étaient le plus chères un instant auparavant. Bientôt nous serrons leurs membres dans des liens, nous les enfermons dans une boîte funéraire, puis nous les faisons porter dans un séjour inaccessible, où ils sont livrés à une destruction absolue et retranchés pour toujours du nombre des vivants. » Je demande sérieusement à l'auteur ce que l'on pourrait faire de mieux.

« Ne croirait-on pas, ajoute-t-il plus loin, en considérant nos usages à l'égard des morts, que nous craignons leur retour à la vie ? Nous prenons les précautions les plus propres à anéantir le peu qui pourrait leur en rester. » Il y a là un oubli complet des prescriptions légales, dont l'exécution est rigoureusement imposée à ceux qui entourent le mort : il est certain que la prudence la plus prévoyante n'aurait rien à y ajouter. « Combien d'individus, dit encore le même auteur, réputés morts après l'examen le plus attentif, les épreuves les plus douloureuses, ont repris successivement l'usage de leurs sens, sous la seule influence du principe vital, rétabli de lui-même peu à peu dans son action ! *La fraîcheur du tombeau fut quelquefois le stimulant qui remit en jeu, mais trop tard, les forces de la vie.* » Quand un médecin avance de telles choses, il devrait au moins donner des détails.

« L'ensevelissement rapide et la clôture du cercueil, s'écrie Théry (1785), sont les conséquences des idées fausses qui nous font de la mort un épouvantail... N'est-il pas à craindre que de pauvres malades, n'ayant pas la force de se défendre, soient sinon assassinés, du moins précipités à la mort par d'indignes traitements. » Sans doute ce sont là des cas qui ont pu et qui peuvent encore arriver. Il n'est pas de scélératesse qui ne soit possible : le sommeil, l'ivresse, certains états de torpeur, ont pu être exploités par des assassins. On sait que Claudius a profité du sommeil de son frère, père d'Hamlet, pour lui verser dans l'oreille le suc maudit de la jusquiame, « cette essence qui, du temps de Shakespeare, distillait la lèpre, et dont l'action est en telle hostilité avec le sang de l'homme, que, prompte comme le vif-argent, elle court à travers toutes les barrières naturelles et toutes les allées du corps et que, par une force subite, comme une goutte d'acide dans du lait, elle fait figer et cailler le sang le plus coulant et le plus sain... » On sait encore qu'une impératrice a abusé d'un moment de coma de son mari, suite d'un accès d'épilepsie, pour lui décerner avant l'heure les honneurs du caveau de famille. Mais ce sont là de ces choses qui ressortent des tribunaux : tous les perfectionnements de la science seraient impuissants à les empêcher, et ce n'est pas la peine de les mentionner et d'en faire pour le public des sujets d'épouvante, comme si de pareilles horreurs étaient de mise tous les jours.

« Dans la foule des mourants, dit M. Jozat, il en est un très-grand nombre auxquels on devrait laisser achever leur mort en paix. Mais comme il faut plus ou moins de temps à la mort pour achever son ouvrage, nous ne craignons pas d'assurer que, par l'effet de déplorables coutumes, la mort est très-souvent violente et *il n'y a aucun doute que le cercueil fermé à lui seul ne détruise un très-grand nombre de vies.* » Ce sont là de ces allégations que l'on ne devrait pas avancer sans des preuves positives, et si M. Jozat a été témoin de faits de ce genre, je m'étonne qu'il ne s'y soit pas opposé, ou tout au moins, qu'il ne les ait pas signalés.

« Il y a toujours, dit le Dr Deschamps, un passage, une transition insensible qui n'est pas la vie, qui n'est pas la mort, qui est un état mixte pendant lequel les forces de la vie nous paraissent sans activité, sans influence sur l'organisation. Que faut-il au principe vital pour reprendre son essor, son activité, pour se dégager des liens qui le retiennent captif ? Un peu d'eau, un peu de lumière, de la chaleur. » Ne serait-on pas autorisé à croire que l'auteur n'a jamais vu mourir personne, ou bien que la mort est un événement si exceptionnellement rare ici-bas, qu'il faut toujours avec elle se tenir sur ses gardes, comme s'il lui arrivait souvent de revenir sur son dernier coup avec ceux qu'elle a frappés ?

Enfin, plus on lit le travail de M. L. R..., plus il semble que les auteurs chez lesquels il a puisé ont tout à fait oublié la manière dont les choses se passent de nos jours, pour ne traiter la matière que sur les documents et les usages des temps passés.

XI.

Tout ce que j'ai dit jusqu'ici se rapporte surtout aux grandes villes, où la constatation des décès se fait avec une sévérité, une régularité qui ne peuvent laisser, j'en suis convaincu, aux chances d'une erreur possible que ce qui se retrouve toujours dans les choses les plus impossibles, et que toute la sagesse humaine ne saurait prévoir, quelles que soient les précautions prises.

Mais, dans les provinces, il y a, dit on, des localités si éloignées de tout point central que la visite d'un médecin y est des plus difficiles. Difficile, soit, impossible, non ; et comme il n'y a aucun danger à attendre, cette visite du corps de tout individu décédé, par un médecin, devrait toujours être de rigueur. La précipitation de l'inhumation procède d'un sentiment d'impatience que rien ne justifie dans ces lieux où, en raison même de l'isolement, un retard offre moins de danger que partout ailleurs.

Après cela, il faut convenir que, soit qu'on prenne un vivant pour un mort, ou un mort pour un vivant, toute méprise dénonce une certaine bonne volonté de la part de ceux qui la commettent.

XII.

Maintenant est-il sûr que les vérificateurs des décès seront tous absolument et toujours incapables d'un moment de distraction

dans l'exercice de leurs fonctions, et que, malgré tant de sages précautions, il n'arrivera pas de déplorables et épouvantables méprises?
A cela la réponse est facile : parmi les choses les plus impossibles
du monde, quelle est celle qui n'est pas possible ?... Qui est-ce qui
voudrait répondre de l'infaillibilité constante d'une catégorie quelconque d'individus? Toutefois, si l'on veut remarquer que, pour qu'il
arrive un malheur de ce genre, il faut qu'il se rencontre à la fois, sur
le même point du globe terrestre, un faux mort et un vérificateur inat-
tentif, puis, qu'il y ait simultanément tendance entre ces deux individus, qui ne se connaissant pas ne peuvent avoir aucune raison d'user
mutuellement de mauvais procédés, chez l'un à jouer au trépassé,
afin de compromettre un vérificateur des décès, chez l'autre à laisser passer dans l'autre monde, sans s'en soucier autrement, quelqu'un qui préférerait rester dans celui-ci, on trouvera sans doute
que les cas d'une erreur possible, relativement au nombre des faits
légitimes, doivent être à peu près dans la même proportion que quelques gouttes d'eau pour la masse des mers.

XIII.

Les possibilités d'erreur que l'on peut concevoir sont-elles en
rapport avec la nécessité des monuments que propose M. Caccia?
Dans les grandes villes, non assurément. Dans les provinces, comme
il en faudrait autant qu'il y a d'agglomérations d'individus, si faibles
qu'elles fussent, leur nombre pour la France seulement serait de
bien des milliers, et ce serait un singulier surcroît d'embarras et de
dépenses pour une éventualité de cas plus que rares. Enfin le pro-
gramme porte qu'à ces établissements ne seraient attachés que des
hommes de *premier mérite;* or, malgré mon admiration exclusive
pour mon pays, je me demande avec anxiété s'il pourrait en fournir
la quantité exigible.

Il est douteux d'ailleurs que beaucoup d'hommes de premier mérite
s'empressassent de briguer ou d'accepter cet office de *veilleurs des morts.*
On ne recruterait donc ces veilleurs que dans cette classe du peuple qui
fournit les fossoyeurs et les garçons d'amphithéâtres d'anatomie. « Or,
dit avec raison M. Marc, peut-on supposer chez de pareils individus
l'instruction, la sensibilité et le zèle qu'exigeraient les devoirs qu'on
leur imposerait? Peut-on surtout les croire capables d'une attention
assez soutenue pour saisir le moindre indice de vie dès qu'il viendrait
à se manifester. Et, en admettant même chez eux toutes ces qualités
ne se perdraient-elles pas bientôt par l'extrême rareté des cas où
elles auraient un résultat fructueux? Après avoir surveillé des milliers de cadavres sans en avoir vu revivre un seul, l'attention se las-
serait, le zèle s'éteindrait, la sensibilité morale s'émousserait, et les

surveillants, habitués à un repos stérile, deviendraient des gardiens, comme on en voit tant, qui s'occupent plutôt de satisfaire leurs goûts crapuleux que de tout autre soin. »

Les auteurs de la *Quarantaine des morts* citent à plusieurs reprises M. Marc avec de grands éloges. Leur œuvre avait été jugée par lui bien avant qu'ils l'eussent conçue.

Si j'ai insisté sur le projet de M. Caccia, ce n'est pas, comme on a pu le voir, pour en recommander l'exécution, mais pour combattre les appréhensions que des philanthropes plus zélés qu'érudits prennent à tâche de réveiller périodiquement.

A défaut de toutes les bonnes raisons, ces lazarets mortuaires sont depuis longtemps jugés par l'expérience : voilà soixante-quinze ans que Hufeland fonda à Weimar son *Vitæ dubiæ Asilum*, et, depuis lors, des *leichenhaüser* fonctionnent plus ou moins régulièrement à Francfort, à Munich, à Weimar et dans bien d'autres villes de l'Allemagne. Un seul argument aurait pu me convaincre de l'utilité de ces institutions, ce serait celui qu'on aurait emprunté à la statistique des résurrections dont l'honneur reviendrait à ces mesures.

Or, les résultats sont nuls ou se résolvent dans les cas où des amis, des parents, ayant cru saisir sur un cadavre quelques signes de vitalité persistante, ont fait inutilement appel à tous les moyens, et encore les faits de ce genre sont-ils des exceptions presque inouïes.

A. Parent, imprimeur de la Faculté de Médecine, rue Mr-le-Prince. 31